# EL PRIMER PASO
# A TU NUEVA VIDA

# EL PRIMER PASO A TU NUEVA VIDA

*Asume tu propio reto!!!*

CARMEN ESTHER PAHMER

**Para pedidos de copias adicionales de este libro,**
**por favor contacte con:**
Palibrio
1663 Liberty Drive
Suite 200
Bloomington, IN 47403
Gratis desde EE. UU. al 877.407.5847
Gratis desde México al 01.800.288.2243
Gratis desde España al 900.866.949
Desde otro país al +1.812.671.9757
Fax: 01.812.355.1576
ventas@palibrio.com
430883

# ÍNDICE

# AGRADEZCO A...

Dios todo poderoso por utilizarme como instrumento para la realización de esta obra que está dirigida a todas aquella personas que han vivido con limitaciones en sus cuerpos, alma y su espíritu, a todas esta personas les digo abran su Corazón a Dios y acéptenlo como su único Salvador, congréguense en la iglesia nuestro padre celestial les enviará personas que puedan servirle de apoyo en todo momento.

A mis padres porque han sido mis guías, mi ejemplo y mi apoyo a lo largo de toda mi vida, he sido muy bendecida por Dios por tener estos padres.

A mi hija que es la bendición más hermosa que Dios me ha enviado y de la cual he recibido muchas satisfacciones como mama, y su bella familia formada por su excelente esposo y mis dos nietos que me hacen muy feliz.

A mis guías espirituales que son los pastores Pedro y Mayra Enamorado y Oscar y Telma Reyes de Ministerios Ríos de Dios, de ellos he obtenido grandes conocimientos espirituales que combinados con mis conocimientos médicos han hecho posible esta obra.

# INTRODUCCIÓN

Casi la mitad de la población mundial tiene problemas de alimentación según la FAO (Organización De Las Naciones Unidas Para La Agricultura Y La Alimentación) lo que quiere decir es que existen un gran número de personas que mueren de hambre diariamente y un número mucho mayor que mueren debido a las enfermedades que adquieren a consecuencia del exceso de peso. Estas cifras son muy alarmantes pues el sobrepeso y la obesidad se presenta como una epidemia de las grandes ciudades tanto en países industrializados como en países en vías de desarrollo.

Esta organización a su vez da dos tipos de soluciones a este problema; la primera solución es de tipo personal (control de peso, alimentación balanceada, y el aumento de la actividad física) y la segunda solución concerniente a los poderes públicos de los distintos países (políticas de concientización y controles de calidad de las empresas del sector).

El sobrepeso y la obesidad son el resultado de muchos factores, pero existen dos factores que son los más importantes y son; la combinación de un consumo excesivo de calorías y un estilo de vida sedentaria. Es aquí donde tenemos que atacar el problema. Primero tenemos que detenernos, reflexionar y hacernos una serie de preguntas acerca de nosotros mismos: ¿En qué condiciones esta mi cuerpo, mi alma y mi espíritu? ¿Le doy importancia al hecho de vivir con exceso de peso? ¿Es más fuerte el deseo de complacer a mi paladar que los problemas de salud que el exceso de peso me produce? ¿Realmente quiero cambiar mi forma actual de vida?

Si la respuesta a estas preguntas son afirmativas te animo a que empieces a trabajar para lograr tu meta principal como es llega a tener un peso ideal para tu cuerpo; la causa de muchas insatisfacciones o frustraciones que tenemos en la vida es que no sabemos lo que queremos y no nos establecemos metas claras por lo que no logramos tener éxito. Para lograrlo debemos hacer una planificación detallada de cuál es nuestra meta principal y cuáles son las metas diarias que debemos obtener para lograr alcanzar nuestra gran meta. El Apóstol Pablo escribió en Romanos 12:2 "no sigan la corriente del mundo en que vivimos, más bien transfórmense por la transformación de su mente. Así sabrán ver cuál es la voluntad de Dios, lo que es bueno, lo que le agrada, lo que es perfecto". **En otras palabras cambia tu manera de pensar y cambiará tu manera de vivir.**

La vida de todos los seres humanos esta modelada por sus pensamientos así que visualízate como una persona triunfadora, siente capaz de disciplinar tu cuerpo y con responsabilidad planifica tus metas diarias que tú puedas cumplir, para que cada día pierdas peso de forma paulatina y constante hasta llegar a convertirte en una persona saludable y libre de todas las limitaciones con que has vivido por mucho tiempo.

El Apóstol Pablo contesta esta interrogante en Carta a Los Romanos. La raíz del mal está en el hombre mismo. Pues la división interior que experimenta cada uno en su conciencia, y la división entre los hombres son manifestaciones diversas de un mal profundo y universal que Pablo llama el pecado. El hombre desearía sanar su mal, pero le falta la llave para comprenderse a sí mismo: está hecho para compartir la vida de Dios, y mientras no lo alcance, seguirá con sus males, que provienen de una rebeldía inconsciente o abierta contra Dios. ¿Cómo entrará el hombre en ese mundo de Dios que es amor? Dios le tiende su mano y le enseña el amor. Jesús vino a salvarnos y lo crucificamos; y en esto mismo Dios demuestra hasta donde nos ama y nos perdona. El que mira a Cristo y cree en este gesto de amor consigue la liberación ofrecida por Dios y Pablo enfatiza las consecuencias inesperadas de esta fe: Dios nos hace hijos suyos, a los que su Espíritu guía y anima

# ASUMIR EL RETO DE LA TRANSFORMACION ES EL PRIMER PASO PARA CAMBIAR TU ESTILO DE VIDA

¿Estas cansado de tratar de hacer cambios en tu vida cuyo resultado final es siempre el mismo? En este libro encontraras las herramientas que tú necesitas para lograr esos cambios que tanto anhelas y ser una persona libre de muchas ataduras que te han hecho sentir mal contigo mismo por no alcanzar las metas con que soñaste cada vez que intentaste cambiar y te resignaste a aceptar que estos hábitos nocivos son los que comandan tu vida. Llego la hora de cambiar y liberarte. Liberarte de las ataduras mentales y físicas con las que has vivido hasta hoy, es un trabajo fuerte; tienes que estar dispuesto a sentir dolor y asumir con valentía todos estos cambios que harán de ti una persona nueva.

Los seres humanos fuimos creados por Dios a su imagen y semejanza. Estamos compuestos de cuerpo, alma y espíritu; los cuales deben estar en equilibrio para sentirnos bien con nosotros mismos. Cuando se producen desequilibrios entre estos tres pilares fundamentales por malas decisiones que hemos tomado con nosotros mismos; empezamos a atar nuestro cuerpo, alma y espíritu y nos convertimos en esclavos de nuestras malas decisiones o esclavos de nuestros malos hábitos.

Si te sientes insatisfecho por tus logros te invito a que asumas el reto de la transformación en tu vida. Para renacer de Nuevo tenemos que liberarnos de esa esclavitud que nos hemos impuesto y convertirnos en una persona nueva.

**¿Como lo podemos hacer?**

Es necesario que te conviertas en una persona proactiva, es decir de los hábitos y conductas negativas con las que vives actualmente vas a sacar elementos positivos, que te ayudaran en la transformacion de tu estilo de vida, aqui tienes que contar con tres herraminetas con son fundamentales para alcanzar tu meta mayor y son Autodisciplina, Autoresponsabilidad y Fe en Dios. Con autodisciplina puedes organizar tu vida pensando en tu cuerpo, alma y espiritu, con Autoresponsabilidad cumpliras tus metas diarias y con la Fe en Dios tendras la energia interior que te ayudara a cumplir tus metas diarias.

# VAMOS A ORGANIZAR LA FORMA COMO VAS A HACER ESTOS CAMBIOS

**Empieza haciendo los cambios espirituales** que son la base fundamental de tu transformacion. Que es el espiritu? Es la chispa divina que Dios ha puesto dentro de nosotros, el espíritu es su presencia dentro de nosotros. Tu espíritu vive en tu Corazón, Juan 15, Hechos 17:24. Nuestro espíritu no tiene forma anatómica por lo que no lo podemos ver, es como la electricidad no la vemos pero si vemos los resultados y se alimenta de la FE en Dios. Si tu cuerpo está en desequilibrio lo primero que tienes que fortalecer es tu espíritu. Tu espíritu es la energía divina de Dios dentro de tu corazón es el manantial de agua viva que limpia, equilibra y fortalece tu cuerpo, tu vida y tu mundo.

Empieza por hacer este ejercicio que te sera muy util para empezar tu comunicacion con Dios y de esta manera ira aumentando tu fe en Dios. Siéntate, relájate y cierra tus ojos, respira profundo varias veces trata que tu mente este relajada también es decir que tu mente solo visualice el ejercicio, ahora imagínate que estas nadando, nadando dentro de ti, nadando, nadando y te sumerges dentro de tu mismo cuerpo y nadas, nadas y sigues nadando hasta que llegas a tu corazón, estas dentro de tu corazón y sigues nadando dentro de tu corazón y allí en la profundidad de tu corazón ves una luz, es una luz maravillosa a la cual quieres llegar y nadas y sigues nadando hasta que llegas a esa luz que te ilumina y te cubre. Has llegado hasta tu espíritu es allí donde mora Dios dentro de ti y es desde allí mismo donde vas a conseguir el poder y la fortaleza que Dios te va a dar para que inicies tu etapa de transformación a una nueva persona. El factor que determina que Dios actué es la FE. Fe en Dios quien te va a ayudar a liberarte de la esclavitud en la que vives.

Que es la Fe? Ahora bien, la fe es la garantía de lo que se espera, la certeza de lo que no se ve. Hebreos 11:1 La Fe percibe como un hecho real lo que no está revelado a los sentimientos. La Fe es la habilidad divina dada al hombre para rebasar el ámbito natural. Son los Milagros que Dios hace dentro y fuera de nostros. La fe también tiene un tiempo para actuar y es este momento no es ayer, ni mañana, es HOY y solo HOY cuando puedes empezar a aumentar tu fe en Dios. Declara que eres sano y que Dios nuestro padre celestial es el que va a extender su mano y te va a rescatar da un paso adelante con la fe en que Dios quiere lo mejor para ti y tu mundo. **La Fe en Dios es la herramienta más importante que tienes para cambiar tu estilo de vida, y ser una nueva persona capaz cosechar todos los éxitos que te propongas tu vida.** el Salmo 51: 7 al 11 dice: 'Purifícame con hisopo y quedare limpio; lávame y quedare mas blanco que la nieve; anúnciame gozo y alegría; infunde gozo en estos huesos que has quebrantado. Aparta tu rostro de mis pecados y borra toda mi maldad. Crea en mi oh Dios un corazón limpio y renueva la firmeza de mi espíritu no me alejes de tu presencia ni me quites tu santo Espíritu".

Transformación implica que vas a crear una batalla interna contigo mismo, donde tu enemigo eres tú. Es una etapa de cambios, es dura dolorosa, sacrificada, En esta etapa aprenderás a dominar tu mente y cuerpo con tu voluntad, disciplina, organización, constancia y con la fe que tengas en Dios y en ti mismo. Vas a luchar contra tu sedentarismo, malos hábitos alimenticios, y la dependencia que has creado en tu propio mundo. Si medimos la etapa de transformación en tiempo te puedo decir que el tiempo va a depender solo de ti de la valentía y la constacia con que asumas este reto personal que te hará una persona diferente y libre de ataduras. La satisfacción personal que vas a sentir después que superes la etapa de transformación va hacer que tu mundo sea diferente y tengas muchas ganas de asumir nuevos retos.

# ALMA

Nuestra alma es la parte psicológica del ser humano, es la mente, donde se alojan las emociones, la voluntad y el intelecto. El alma nos hace diferentes a todos los demás seres vivos de la tierra, y destaca a cada ser humano como un ser único y diferente en su género. Nuestra mente es la computadora perfecta que Dios nos dio, en ella se aloja todo el aprendizaje que almacenamos durante toda la vida, los pensamientos, el pensamiento crítico, abstracto, todos nuestros tipos de inteligencia.

Uno de los retos mas difíciles de superar son tus propios pensamientos probablemente mientras estas leyendo esta agenda te sientas entusiasmado en cambiar tu estilo de vida pero al poco tiempo cambies de opinión y te sientas que no eres capaz de asumir tu propio reto:

**¿Qué hacer?**

Tenemos que recurrir a nuestro propio espíritu y extender nuestras manos y pedir a Jesús. Como si estamos en medio del mar y Jesús es nuestro salvavidas. La fe que tú deposites en Cristo Jesús es la que te va ayudar a cambiar tu estilo de vida. Sin el estamos perdidos, con la ayuda de El somos salvos La razón y el intelecto tienen su lugar y debemos usarla en el mundo físico para tomar decisiones sabias y atinadas. Dios nos dio la razón con un propósito y es correcto usar la mente y hacer un buen uso de ella dentro de nuestro mundo natural. Cuando queremos usar la razón dentro del ámbito espiritual NO FUNCIONA.

Fil 4:13 Todo lo puedo en Cristo que me fortalece. Dios siempre estará de nuestro lado, y por el poder del Espíritu Santo, Stg 1:5 "Si a alguno de ustedes le falta sabiduría, pídasela a Dios, y él se la dará, pues Dios da a todos generosamente sin menospreciar a nadie" por ello cuando la necesites se la pediras para reconocer cuales son las ataduras que han existido en tu mente por mucho tiempo y las cuales han limitado tu vida. Debes estar dispuesto a reconocer cuales son las cadenas que atan tu mente y te impide continuar la carrera. Hare lo que Cristo quiere que yo haga, esto es disciplina, el solo deseo de querer cambiar y actitud de cambio, hará que tu cambies y tu mundo también cambiara. La sangre de Cristo quita todo pecado. Tienes que ser sabio, tus eres la obra maestra de Dios.

Tomaras la decisión de enfrentar tus debilidades y asumir la responsabilidad de cambiarlas, todo cambio trae dolor para descartar la vieja forma de vivir, los viejos hábitos, despojarte de lo que no te sirve. Declarar que todo lo puedo en Cristo y él me fortalecerá, teniendo presente que tienes que asumirlo con valentía Hebreos 12:1 Por tanto, también nosotros, que estamos rodeados de una multitud tan grande de testigos, despojémonos del lastre que nos estorba, en especial del pecado que nos asedia, y corramos con perseverancia la carrera que tenemos por delante.

## ELIMINANDO CADENAS MENTALES

1.- Baja Autoestima
2.- Actitud de derrota no verse ganadores
3.- Sentimiento de desprecio hacia uno mismo sentirse rechazado
4.- Resentimiento hacia uno mismo
5.- Preocupación
6- Perfeccionista (no piensa que lo puede hacer perfectamente)
5.- Temor al fracaso (rechazar un buen empleo, temor a casarse, temor a cambiar la forma de alimentarse)
7.- Desidia vamos lentamente en todo lo que pueda ser beneficiosos para uno mismo
8.- Carecer de dominio propio
9.- Falta de concentración (la mente va divagando de un lugar a otro y no nos establecemos metas concisas).
10.- Actitud negativa para todo (no podre hacerlo)
11.- Desconfianza no aceptar que nadie puede ser su amigo
12.- Indecisión

Ahora que has leído estas cadenas emocionales ¿te sientes identificado con algunos de ellos? Aquellos que has identificado son parte de tu vida; esas son las cadenas que tienes que eliminar.

Cuando en nuestra vida hay falta de amor a nosotros mismo, nuestra autoestima pisa el umbral del suelo y sentimos que no somos valiosos para nosotros mismo, tomamos decisiones desasertadas, y es cuando sometemos nuestro cuerpo a alimentacion desmedida, y cualquier otro tipo de cadenas y luego tenemos que pagar las consecuencias de estas malas deciciones. A continuación vamos hacer un ejercicio de inventario de nuestras debilidades vamos a identificar (para saber cuáles son) algunas de nuestras debilidades:

1.- Comer en forma desordenada durante el día y la noche sin medida.

2.- Sentir un apetito muy grande por ciertos alimentos, tan grande el deseo que impide poder concentrarte en tu trabajo o tus estudios por pensar en ese alimento.

3.- Sentir que si no comes un alimento especifico; vas a morir.

4.- Querer comerse todo lo que tienes en tu refrigerador y en tu despensa.

5.- Nunca piensas que le sucede a tu cuerpo cuando estas comiendo, solo quieres complacer a tu paladar.

6.- Tu cuerpo esta tan habituado a ciertos alimentos que nunca le pones medida a esos alimentos y comes en la casa, en el carro, en el trabajo a cualquier hora del día y de la noche.

7.- Te cuesta mucho caminar, solo quieres caminar lo menos posible, buscas muchas escusas para no caminar.

8.- Estacionas tu carro lo más cerca posible del lugar donde debes llegar.

9.- Nunca quieres subir las escaleras, solo te desplazas en elevador.

10.- No quieres tomar sol, ni salir de tu casa porque estas muy entretenido con la computadora o cualquier objeto electrónico en las redes sociales entre otros.

11.- El ejercicio que más haces; son los juegos de tu teléfono, o tu computadora

12.- Te encantan las redes sociales y ves fotos de gente conocida y te comparas y te sientes inferior por tu aspecto al compararlo con el aspecto de tus amigos y familiares.

13.- ¿Te inscribes en un gimnasio; nunca vas por que al llegar ves gente con cuerpos delgados y agiles? esta situación te hace sentir mal, otro obstáculo que encuentras es tener que desplazarte hasta el gimnasio, llega el momento en que tú dices "tengo dos meses de estar en el gym y ya he perdido $ 60.00

Idenficas algunos de esto habitos como tuyos, escribelos en tu agenda personal con la fecha de HOY, tu agenda es muy valiosa por que en ella vas a ver el progreso o el retroceso en la decision que has tomado, esta agenda es muy personal solo la compartiras con Dios. Nadie es responsable de tu felicidad, de el amor que sientes por ti mismo, de tus triunfos o tus fracasos solo tu eres el responsable.

# CUERPO

Ya sabemos que Dios nos creo a su imagen y semejanza y que tú eres su obra maestra; nuestro cuerpo está formado de células y líquidos. Nuestras células; forman nuestros órganos y cada uno está formado por células especializadas con una función específica; con características propias y se encuentra ubicado en un lugar anatómicamente perfecto, desde donde realiza las funciones para lo cual fue creado. La base liquida dentro de nuestro cuerpo es el agua, que representa el 70% de nuestro cuerpo (el cuerpo de un adulto) para que las mismas puedan realizar su trabajo se producen una serie de eventos químicos, bioquímicos, eléctricos que generan energía.

Para hacerlo entender compararemos cada célula de nuestro cuerpo con una fábrica. Dicha célula es una fabrica que requiere la maquinaria adecuada para el producto que va a elaborar, requiere la materia prima específica para realizar su trabajo; dichas materias primas especificas las toma de los alimentos, el agua y el oxigeno que diariamente ingerimos. Como toda fabrica va a producir desechos estos son eliminados y tienen una forma específica de eliminación siendo el agua la base fundamental. ¿Qué pasaría si a una fabrica le damos diariamente un exceso de producción?, ¿le damos la materia prima no adecuada?, ¿líquidos no adecuados y oxigeno contaminado? Llega el momento que la fabrica colapsa por que no tiene capacidad para procesar toda la cantidad de materia prima que le estamos dando,(le estamos dando la materia prima no adecuada y tampoco tiene capacidad para eliminar todos los desechos que este exceso de trabajo produjo).

Como Dios hizo nuestro cuerpo inteligente, nuestro organismo tiene una capacidad maravillosa para proteger nuestro cuerpo del exceso de alimentación y bebidas; las almacena y las convierte en grasa la misma tiene una función específica dentro de nuestro cuerpo. Todas estos millones de fabricas que forman nuestro cuerpo generan la energía que nuestro cuerpo requiere para mantenernos vivos y sanos y el exceso de energía lo debemos quemar a través del movimiento.

Ahora compare el cuerpo con un automovil, ¿para que fue hecho un automovil? Para moverse. Pues nosotros también fuimos hechos para movernos; es por eso que tenemos la capacidad de caminar, correr, trabajar, bailar, cantar entre otros., sin esa capacidad fuéramos una planta. ¿Que necesita un auto para mantenerse en buen funcionamiento? Que su maquinaria este en buen estado, con los lubricantes y todos los líquidos que necesita para que el motor funcione bien, así como el liquido que se necesita para que se produzca el movimiento que es la gasolina o el diesel. ¿Qué pasa si a un auto que usa gasolina le colocamos diesel? Pasan dos cosas:

primero al empezar a andar no tiene la fuerza necesaria para desarrollar la velocidad que le exigimos y segundo el motor se daña porque no recibe el combustible para el cual fue hecho.

Amigo lector; eso nos sucede a nosotros también cuando alimentamos a nuestro cuerpo en exceso y con alimentos procesados y extremadamente procesados que solo le dan placer a nuestro paladar y al llegar a nuestro cuerpo; solo sirven para almacenar grasa y nos disminuyen la energía y por ultimo si vas a la estación de servicio le colocas al auto solo la cantidad de combustible que puede almacenar el depósito de combustible. En el caso de nosotros los seres humanos, no tenemos límite para colocar el combustible el limite lo pones tu y solo tu.

# AUTODISCIPLINA

**Antes de hablar de autodisciplina vamos hacer un pacto con Dios.** ¿Cómo lo vamos hacer? Busca un momento donde tu estés a solas con él, en cualquier lugar donde tú te encuentres, en el momento que te estas bañando, en tu carro, en un momento del día donde te sientas a solas con él. Háblale de todo corazón, dile cuales son los cambios que tu quieres hacer en tu vida, el te va a escuchar, Dios está esperando ese momento para extender su mano hacia ti.

"Autodisciplina es hacerse discípulo de uno mismo". (Wikipedia)

Autodisciplina es mantenerte fiel a tus principios preconcebidos, por ejemplo orar diariamente, caminar diariamente, tomar abundante agua diariamente, sustituir alimentos no saludables por alimentos saludables) si tu estas convencido que todo esto es cierto y beneficioso para ti adelante!! De esta forma vas a ser autodisciplinado para lograr tu meta mas preceada que es bajar de peso hasta llegar a tu peso ideal, esto no impide que durante el tiempo de transformación puedas parar y mejorar las tácticas a seguir, la autodisciplina tiene cierta flexiblidad para modificar algunas de nuestros planes para mejorarlos y obtener mejores resultados **El secreto de la autodisciplina esta en la perceverancia en no dejarse vencer y tener muy claro lo que se quiere, es decir la meta que te impusiste.** Para lograr tus planes debes tener un plan de accion definido a este plan de accion le tienes que inyectar FE, amor, entusiasmo, alegria, para que organices tu plan de acccion. Este plan de accion debe constar de los siguientes habitos saludables como caminar diariamente por lo menos 30 minutos seguidos, usar el podometro diariamente desde que te levantas hasta que te acuestas y anotar la cantidad de paso que das diariamente. Hidratar tu cuerpo con agua y anotarlo en tu agenda. El habito de comer dentro de un horario definido que previamente lo escribiste en tu agenda. El habito de sustituir alimentos poco saludables por alimentos saludables. El habito de dormir 8 horas diariamente. Con tu autoresponsabilidad podras cumplir tus metas diarias. Esto lo vas a lograr si te organizas, y todos tus metas personales las llevaras a cabo diariamente convencido de que lo obtendrás, lo conseguirás, lo lograras, pero convencido desde tu espiritu, que te veas renovado espiritualmente, que te veas con gozo en el Corazon, que te veas lleno de entusiasmo, que te veas con un peso normal, que te veas con pensamientos constructivos hacia tu persona, que te veas con muchas ganas de asumir mas retos personales, que te veas en el lugar que quieres estar.

Como puedo hacer para conseguirlo? Debes seguir normas, y pautas, que son impresindibles para avanzar, tienes que acostumbrarte a ellas y adaptatrte, disciplinarte de forma automatica, una vez que lo haces diariamente vas a ver como rompes las resistencias y obstaculos que al pricipio te ofrecia este nuevo estilo de vida y con el pasar del tiempo estos obstaculos que sentias al principio te pareceran minimos. El obstáculo mas grande que tendrás que confrontar serás tu mismo, controlar tus emociones en los momentos mas dificiles y mantenerte firme en tus principios sin desmallar, esto es autodisciplina.

Empieza a conocerte a ti mismo. Cuales son tus hábitos personales?, cuáles son tus responsabilidades en tu vida, en tu familia, en tu trabajo, en tus horas de ocio?, en qué forma distribuyes tus 24hrs diarias?, escríbelo todo, luego lee lo escrito y saca tus propias conclusiones de tu actual estilo de vida, ahora visualízate en el hombre o la mujer que quieres ser, escríbelo como quiero ser y que debo hacer para conseguir mi gran meta.

Como toda gran meta se forma de pequeñas metas. Estas pequeñas metas las obtendrás gradualmente hasta alcanzar tu gran meta, las pequeñas metas son como los peldaños de la escalera iras subiendo gradualmente si quieres obtener éxito, recuerda que ninguna gran meta se alcanza en un solo paso, las grandes metas se consiguen a base de constancia, perseverancia, fe en Dios y en ti mismo, tener la firme convicción en tu espíritu, alma y cuerpo que alcanzaras tu gran meta. Con esta firme convicción tendrás la valentía de luchar contra todas las adversidades que se te presenten diariamente.

# AUTORESPONSABILIDAD

Tu eres el unico responsable por las deciciones que tomas con tu cuerpo, mente y espiritu, tambien eres el unico que le puede dar amor a tu propio cuerpo. Que pasa cuando no le damos el amor y el cuidado necesario al cuerpo que te fue dado por Dios? Cuando dejamos de pensar en nuesro cuerpo y nos entregamos a ser esclavos de nuestros pensamientos mal dirigidos, alimentamos nuestro cuerpo de forma desmedida y es aqui donde debemos decir basta!!! Esta no es la forma de vida que quiero para mi.

Voy a ser responsable por mi cuerpo, alma y espiritu y voy a buscar el equilibrio pues yo merezco vivir en armonia, primero me voy a aceptar tal cual como soy y desde este momento decido desde lo más profundo de mi Corazón que voy a cambiar mi estilo de vida, este es un pacto entre Dios y yo. Este es un pacto de Fe y sellaré este pacto con una oración. Cierro mis ojos levanto mis manos y declaro el nombre de Jesus me entrego a ti, tu eres el unico que sabes en que condiciones esta mi cuerpo, mi alma y mi espiritu acudo a ti como mi unico Salvador, te pido que me des sabiduria, valentia, constancia, amor y que todos los dias mi fe aumenta en ti amado padre celestial para alcanzar mi gran meta, que es ser un hombre o mujer libre de ataduras mentales y corporales, quiero ser un hombre o una mujer Nuevo, voy a cambiar mi estilo de vida, abandonando todos aquellos malos habitos con los que he vivido por tanto tiempo, dedicare diariamente un tiempo especifico para mejorar mi cuerpo y escribire diariamente la evolucion de mi reto, voy a ser constante, sere persistente para aniquilar los obstaculos que se me presenten ¡Amén!. Mi regla personal sera terminar este reto que estoy comenzando.

Voy a ser responsable por mi cuerpo, alma y espiritu y comezare a escribir en mi agenda todos los planes y las metas que me voy a trazar en esta primera etapa de transicion en la medida que evolucione trazare nuevos planes y metas lo escribire diariamente y lo cumplire, para obtener mis metas usaré las herramientas que tengo que son: Fe en Dios, Autodisciplina, Autoresponsabilidad, Caminar e Hidratar mi cuerpo con agua diariamente, llevaré un control de los alimentos que como diariamente y estableceré un horario adecuado para hacerlo. Si actualmente estas limitado para llevar a cabo esta agenda por enfermedad lo primero que tienes que hacer es consultar a tu medico para que el te diga cual limitacion de salud tienes y establesca tus planes deacuerdo a las instrucciones que el médico te de.

# CAMINAR

El habito de caminar es muy importante para ti, debido a la vida sedentaria que lleva la mayoria de la gente que vive en las ciudades, empezar este habito cuesta un poco pero si estas concentrado que tu puedes establecer este maravilloso y milagroso habito en tu vida tu lo lograras. Caminar se puede transformar en un paseo por tu vencindario o por un parque o en una estera de caminar. Se dice que lo ideal es caminar 10000 pasos por día; como lo puedes hacer? Si haces una caminata diaria de 30 minutos estos son aproximadmente 5000 pasos y los otros 5000 pasos lo haras el resto del dia. Lo contabilizarás con tu podometro que usarás diariamente desde que te levantes hasta que te acuestes, este pequeno aparato electronico que se usa en la cintura registra los movientos de la cadera y los registra en pasos, lee las instrucciones de uso del podometro para que sea mas fidedigno el registro y escribe diariamente cuantos pasos diste en el día. Si tienes un teléfono inteligente 3D puedes bajar la aplicación runkeeper, que también te servirá de podómetro. Debes usar unos zapatos adecuado para caminar de esta manera no lastimaras tus pies, te aconcejo que uses este tipo de calzado durante todo el dia de esta manera en tu trabajo podras subir y bajar escaleras mas comodamente. Debes estar bien hidratado para que durante la caminata y el resto del dia tu cuerpo tenga una hidratacion adecuada.

Segun los expertos el habito de caminar ayuda a mejorar enfermedaes cronicas como son la diabetes tipo2, hipertensión arterial, mejora los Dolores artriculares, reduce el riesgo de ataque del Corazon y cerebral. La gente que practica el habito de caminar mejora sus expectativas de vida, previene que gane peso, reduce el riesgo de contraer cancer, caminar le inyecta energia al cerebro, mejora el estado de animo, reduce el stress, mejora el sueno.

Para que tengas exito en mejorar el habito de caminar debes tener metas reales es decir que si actualmente tu caminas menos de 2000 pasos al dia la primera meta que te vas a colocar es llegar a 4000 pasos diario una vez que te acostumbres a hacer 4000 pasos diarios puedes ir subiendo progresivamente, mantente animado en llegar a los 10000 pasos diarios, te sorprenderás a ti mismo cuando llegues a esta meta pues continuarás deseoso de seguir subiendo. Tienes que tener un tiempo pre-establecido y cumplirlo, monitoriar el progreso con lo que escribes diariamente en tu agenda, debes escribir y hacer un resumen semanal de tus metas.

# HIDRATARSE DIARIAMENTE CON AGUA

El agua juega un papel fundamental en todos los seres vivos del planeta, sin agua no hay vida. Por lo tanto nosotros los seres humanos vivimos gracias al agua; el cuerpo de un adulto esta compuesto de 70% de agua, los organos nobles como son la masa encefalica, la sangre y los pulmones estan constituidos por mas de 80% de agua, el agua regula la temperature de tu cuerpo, juega un papel muy importante en la eliminacion de los desechos metabolicos para desentoxicar tu cuerpo, los expertos dicen que tomar de 8 a 10 vasos de agua diarimente previene la aparicion de algunos cánceres como cancer de colon, de seno y de vejiga. El agua ayuda tambien a absorver mejor los nutrientes provenientes de la alimentacion en el indestino, lubrica las heces lo que previene el estrenimiento. El agua es el vehiculo a través del cual llegan los nutrientes a todas las celulas de tu organismo y es tambien el vehiculo que transporta todos los desechos celulares para la eliminacion de estos atravez de la orina, heces o el sudor.

El agua te ayuda a calmar la sensacion de hambre fuera de los horarios establecidos, te ayuda a quemar las calorias mas facilmente, para crear el habito de tomar agua debes empezar desde que te levantas que la primera bebida que ingiere tu cuerpo sea un vaso de agua y trata de tomar 8 vasos de agua diariamente este habito se va a establecer al mismo tiempo del habito de caminar y tendras exito grantizado, Dios hizo tu cuerpo tan sabio que en la medida que empieces a instaurar estos dos habitos el mismo cuerpo te va a pedir que camines y te hidrates mas. Otras ventajas de tomar agua, sirve de lubricante, remueve los toxicos que hay dentro de tu cuerpo, mejora la concentracion y la memoria.

# EN RESUMEN...

Este libro llego a tus manos porque Dios me ha usado como instrumento para hablarte a ti. Uno de los retos mas difíciles de superar son tus propios pensamientos probablemente mientras estas leyendo esta agenda te sientas entusiasmado en cambiar tu estilo de vida, pero al poco tiempo cambias de opinión y sientas que no eres capaz de asumir tu propio reto. Es el momento de usar las herramientas: Fe en Dios, Autodisciplina, Autoresponsabilidad, Caminar, Hidratarse.

Tu agenda juega un papel muy importante para que obtengas el exito en tu meta mayor, es aqui donde vas a escribir el exito de tus metas diarias, tus metas diarias son los ladrillos que construiran tu meta mayor que es cambiar tu estio de vida y obtener un peso corporal normal, la transformacion en una nueva persona.

Somos los unicos administradores del cuerpo que nos fue dado por Dios, Nuestro cuerpo es el que nos mantiene en este mundo, es el templo del Espiritu Santo y es con lo que cuentas para alcanzar todas las metas que has planificado en tu vidad. El campo de batalla donde vas a derrotar a los gigantes (sedentarismo, malos habitos alimenticios, miedos, baja autoestima....etc) es tu mente, No permitas que los pensamientos negativos te digan que tu no puedes. Rompe esas cadenas. Hacer pequenos cambios en tu vida hara una gran diferencia al pasar el tiempo.

HOY es el dia de hacer un pacto de fe con Dios el Señor, El esta en este lugar para darte la mano y sacarte de la esclavitud en que tu vives. Tienes que recurrir a tu propio espíritu, extender las manos y pedir a Jesús, como si estuvieras en medio del mar y Jesús será tu salvavidas. La fe que deposites en Jesús, es la que te va ayudar a cambiar tu estilo de vida. Sin el estamos perdidos con la ayuda de el somos salvos.

Recordar que los seres humanos somos cuerpo, alma, espíritu. Estos tres aspectos deben estar en equilibrio para mantener nuestra salud. Cuando llevamos un estilo de vida sedentario, buscamos una vía que nos de placer instantáneo, a todas nuestras frustraciones y elegimos caminos equivocados como drogas, alcohol, sexo o comida en exceso, a veces hacemos una mezcla de todas estas formas de placer fugaz que nos hace felices por unos momentos y luego volvemos a la misma realidad, así se establece en nuestras vidas una especie de compensación diaria a todos los problemas, que no somos capaces de resolver y es cuando nos convertimos en esclavos de nuestra forma de placer temporal, nos alejamos de Dios. Si esta situación la hemos dejado establecer en nuestra vida diaria, nos hemos convertido en esclavos de nosotros mismos. ¿Cómo salir de esta situación? La fe en Dios y la valentía para asumir el reto de romper todas las cadenas que nosotros nos hemos impuesto es decir tenemos que hacer como los clavadistas cuando están en la punta del trampolín, habrán unos que llegan ven el vacio sienten miedo y se devuelven.

Pero también, el verdadero clavadista siente miedo a pesar de ello se lanza con su miedo al vacío, después de tomar la decisión.

# VAMOS A APRENDER A CALCULAR TU ÍNDICE DE MASA CORPORAL

¿Qué es indice de masa corporal? Es una medida que relaciona tu peso corporal con respecto a tu estatura, de esta manera podras saber si tu peso es el adecuado para tu estatura, se utiliza una formula matematica y luego se compara en una tabla donde estan los valores para cada resultado.

¿Cómo se calcula el índice de masa corporal?

Índice de Masa corporal =

$$\frac{peso}{(estatura)^2}$$

En esta formula se utilizan metros y centímetros para la estatura y kilogramos y gramos para el peso.

Mujer que mide 1.60 mtrs y pesa 65 kgrs.

Primero multiplicas 1.60 mtrs x 1.60 mtrs = 2.56 mtrs.

Segundo peso = 65 kgrs.

Aplicamos la formula 65 kgrs / 2.56 mtrs = 25.3 kgrs/mtrs[*]

Ahora buscamos en la tabla de valores:

| Criterio | Índice de Masa Corporal (Kg/m²) |
|----------|----------------------------------|
| DESNUTRICION | MENOS DE 18.4 |
| PESO NORMAL | MAYOR O IGUAL A 18.5 MENOS DE 25 |
| SOBREPESO | MAYOR O IGUAL A 25 MENOS DE 30 |
| OBESIDAD | MAYOR DE 30 |

En este caso la mujer esta dentro del rango del peso normal.

Ahora te animo a que te peses y te talles y saques tu mismo cual es el indice de masa corporal que tienes actualmente y que lo pongas en practica una vez al mes en la medida que pierdas peso tu Indice de masa corporal va a ir disminuyendo hasta llegar a los niveles de peso normal.

¿Sabe cuanto mide tu cintura?

---

[*]    Si usas libras para el peso y pulgadas debes hacer la siguiente conversion.
lbs (libras) / 2.2 =kg
in (pulgadas) x 2.54= cms (cms/100 = mtrs) para poder aplicar la formula anterior.

Los expertos le dan importancia a la medida de tu cintura, la relacionan con el riesgo de adquirir enfermedades cardiovasculares, diabetes tipo II, algunos tipos de cancer y otros, a medida que tu circunferencia abdominal aumenta es mayor el riesgo de padecer alguna de estas enfermedades.

Los expertos recomiendan que la cintura de los hombres mida menos de 90 cms y la cintura de las mujeres mida menos de 80 cms.

Como medir la cintura: busca la parte mas delgada del abdomen (debes colocarte de pie) aproximadamente un traveces de dedos por encima del ombligo, sobre la piel tomas la medida rodeando la cintura, puedes usar el cinturon de medida o una cinta metrica, la medida las vas hacer con el abdomen relajado y la vas anotar en tu agenda personal. Ahora tomamos la medida de la cadera, de pie a la altura de la parte de los gluteos, usando la cinta metrica de forma horizontal, rodeando toda la cadera y sobre la piel.

Vamos a calcular el índice cintura-cadera (ICC)

ICC= cintura en cm/cadera cm
por ejemplo mujer ICC= 60 cm/90 cm =0.66

| INDICE CINTURA-CADERA | HOMBRES | MUJERES |
|---|---|---|
| Riesgo Bajo | <0.96 | <0.81 |
| Riesgo Moderado | 0.96-1.0 | 0.81-0.85 |
| Riesgo Elevado | >1.0 | >0.85 |

Los expertos recomiendan que si la medidas estan por encima de los valores normales se consulte a un experto en nutricion para que te coloque un regimen alimenticio adecuado.

# ¿SABES QUE TIPO DE CUERPO TIENES?

Hoy en dia los expertos se han concentrado en los tipos de cuerpos para el estudio de la obesidad y son los cuerpos tipo manzana y los cuerpos tipo pera.

¿A que se llama cuero tipo manzana?

Son aquellos cuerpos donde el acumulo mayor de la grasa se encuentra a nivel de abdomen, las personas con una circunferencia de la cintura aumentada tienen un riesgo mas elevado de padecer problemas de tipo cardiovascular como hipertensión arterial, infartos, colesterol alto, padecer de diabetes tipo II, mayor incidencia de cancer de colon y otros tipos de enfermedades. Esto es a concecuencia de que la grasa del abdomen es mas activa metabolicamente, esta grasa libera sustancias como ciertos tipos de acidos grasos, hormonas y compuestos que producen inflamacion en los tejidos, un ejemplo de esto es cuando vemos hombres con un abdomen abultado y se le observa que le han crecido las mamas es la consecuencia directa de el aumento de la produccion de estrogenos (hormona femenina) a consecuencia del exceso de grasa abdominal.

¿A que se llama cuerpo tipo pera?

Es aquel tipo de cuerpo donde la distribucion de la grasa se acumula en las caderas, nalgas y muslos, esta acumulacion de grasa tiene menos riesgos pues la grasa se almacena en el area subcutanea por lo que la liberacion de elementos que pueden ser toxicos es menor.

Tú debes saber que la unica forma de perder la grasa de la cintura es solo bajando de peso y quemando calorias con el ejecicio. La grasa se almacena con mayor facilidad en el area del abdomen cuando ganamos peso. Tambien al empezar a caminar y hacer una dieta balenceada es la primera grasa que empieza a desaparecer.

Al coeficiente cintura- cadera los expertos hoy en dia lo consideran el major indicador de salud.

# APLICA LAS HERRAMIENTAS

Para cambiar hábitos que están muy arraigados dentro de ti es una tarea que requiere una firme convicción mental que estas dispuesto a cambiar, es en este momento donde debes poner en práctica todas las herramientas que aprendiste en los capítulos anteriores para obtener el éxito en el cambio a tu Nuevo Estilo de Vida.

Ahora te voy a dar algunas técnicas importantes que te van ayudar a aplicar las cinco herramientas básicas para este cambio, recuerda cuales son las estas cinco herramientas: 1) Fe en Dios, 2) Autodisciplina, 3) Autorresponsabilidad, 4) Caminar, 5) Hidratarse abundantemente con agua todos los días.

Primera Técnica: **plantéate metas reales**, metas que tu puedes alcanzar en el transcurso del día, por ejemplo si tu comes diariamente a cualquier hora, cualquier tipo de alimento y complaces a tu paladar en todo lo que te pide, empieza por anotar en tu agenda en el área de comentarios todo lo que te comes durante el día, esto lo puedes hacer durante la primera semana, al final de la primera semana lees tu actual rutina de alimentación y te creas un horario especifico de alimentación este horario puede constar de cinco comidas diarias una vez establecido tu propio horario de comidas, aplicaras tu autodisciplina y tu autorresponsabilidad para cumplirlo estas son tus metas diarias o a corto plazo.

Segunda Técnica: Si cuando empieces tu rutina de alimentación, caminar e hidratación, te sientas frustrado por no cumplirlas de acuerdo al horario que tu previamente diseñaste, no te preocupes los horarios pueden tener cierta **flexibilidad** aquí lo mas importante es que en ese momento diario que escogiste para ti, pidas a Dios Fe, valentía y constancia para que puedas cumplir con tus metas a corto plazo, una vez que superes los primeros días te será más fácil cumplir con tus metas diarias.

Tercera Técnica: **Enfrenta tus miedos**, Para enfrentar esos miedos que son como gigantes dentro de tu mente y que aparecen con frecuencia (nos sucede a todos los seres humanos lo que nos hace diferentes es la forma como los enfrentamos) practica relajarte unos minutos y habla con Dios el está esperando para ayudarte, y vencerás esos gigantes mentales como son; pensar que tú no puedes hacerlo, pensar que lo que estas hacienda no sirve para ti, pensar que estás perdiendo el tiempo, si pides a Dios con FE el día de HOY saldrás a tu campo de batalla mental y lo lograras vencer estos gigantes mentales, las personas que alcanzan el éxito están en batalla constante con todos los gigantes que aparecen en sus rutinas diarias así que animo y empieza HOY.

Cuarta Técnica: **Establece una rutina diaria**, Los seres humanos tenemos la tendencia a vivir en una rutina, es así como todos los días practicamos hábitos que están arraigados dentro de nosotros y los hacemos de forma espontanea, por lo que se convierten en nuestro patrón diario. Establece tu rutina diaria de caminar este puede ser el momento más especial diariamente por que mientras caminas habla con Dios y llénate de esa energía divina para que cumplas tus metas diarias, trata de mantener esa rutina que te creaste y puedes modificarla en la medida que progreses en las metas que diseñaste para ti.

# SUSTITUCIÓN DE ALIMENTOS

Agua: Empieza por sustituir todas las bebidas azucaradas que tomas diariamente por agua, aplica tu autodisciplina y tu autorresponsabilidad y lo vas a lograr **"TU PUEDES"**.

Sustituye todo tipo de comida previamente elaborada por comida hecha en casa, si te organizas tendrás tiempo para preparar comida saludable para ti, de mejor calidad y mas económica y llévala a tu trabajo o a tu escuela para que la comas en el horario previamente establecido **"CRÉELO Y LO LOGRARAS"**.

Si tu paladar está acostumbrado a un tipo especifico de alimento y te sientes mal cuando no lo comes. Asume el reto de vencer ese deseo te vas a sentir mal los primeros días luego desaparecerá ese deseo **"NUNCA TE RINDAS"** escribe en tu agenda en comentarios el día que asumiste el reto de vencer el deseo por esa comida en particular y cuando venciste ese deseo.

Persevera en mantenerte firme en tu decisión, es decir que si te encuentras en un sitio donde hay comida en abundancia o si te ofrecen todo tipo de comida; piensa en qué tipo de comida vas a elejir y que cantidad vas a comer, no le des rienda suelta a tu paladar los alimentos que colocas en tu boca están previamente analizados por ti.

Habla con Dios diariamente entrégale todos tus temores, prepárate para que obtengas las metas diarias que tú has creado para ti y que realmente tu puedes cumplir. Siente querido por Dios visulizate viendo a Dios con los brazos abiertos esperando por ti para abrazarte y hacer sentir que tu eres su hijo y el quiere lo mejor para ti.

Quiérete a ti mismo mírate directamente a tus ojos frente a un espejo háblate a ti mismo, expresa con palabras que te quieres, eres importante para ti, que eres el templo de espíritu santo y que estas restaurando el templo para que este en las mejores condiciones, llena tu Corazón de alegría de entusiasmo porque vas a salir vencedor diariamente. Si tienes alguna limitación por enfermedad busca la ayuda de tu medico o un nutricionista.

# ¿CÓMO LLEVAR TU AGENDA DIARIA?

**La primera semana es tu semana de autoevaluación,** vas a escribir tu peso actual, tu altura y sacaras tu mismo tu índice de masa corporal aplicando la formula que encuentras en el libro (pág. 38), recuerda que como el índice de masa corporal se saca con una formula matemática debes usar las unidades especificas (kilos/metros y centímetros); si usas las unidades libras, pulgadas debes hacer la conversión a las unidades kg/m., el resultado obtenido lo buscaras en la tabla que también encontrarás en el libro (pág. 39) ahora ya sabes cuál es tu índice de masa corporal HOY.

Mide tu cintura y tu cadera y aplicas la formula ICC= cintura en cm/ cadera en cm busca el resultado en la tabla que encuentras en el libro (pág. 40) este es el índice cintura-cadera HOY.

Uso del podómetro; Empieza a usar el podómetro desde el primer día que inicias tu reto, primero lee bien las instrucciones que trae el aparato y familiarízate con el, se maneja de forma sencilla, úsalo desde que te levantas hasta que te acuestas en la noche, después que escribas la cantidad de pasos dados colócalo en cero para que quede listo para usarlo la mañana siguiente. En esta primera semana escribes los pasos que das diariamente para tener el promedio de tu vida normal. Este promedio es muy importante porque vas a ver el grado de sedentarismo en que has vivido hasta hoy. Tu podómetro también marca las calorías de acuerdo al número de pasos escríbelas diariamente así vas a saber la cantidad de calorías que quemas diariamente.

Escribe todo lo que comes diariamente incluyendo lo que comes entre las comidas por ejemplo chicles, chocolates, galletas etc. lo mismo vas a hacer con las bebidas que tomas diariamente escríbelo, cuantas comidas haces en el día y cuantas veces comes entre las comidas, también escribe si te levantas en la noche a comer.

Al terminar la primera semana has un resumen de tus hábitos diarios y sacas tus propias conclusiones, ya tienes conocimiento del grado de sobrepeso o de obesidad que tienes, también tu índice cintura-cadera, cuantos pasos das por día, cuantas calorías quemas diariamente, como son tus hábitos alimenticios y cuantas calorías ingieres aproximadamente todos los días.

## DÍA 1

### Mi Fortaleza esta en Dios

Fecha de HOY _____

Peso de HOY _____

Altura o talla: _____

¿Cuánto mide tu cintura? _____

¿Cuánto mide tu cadera? _____

(solo una vez por semana)

¿Cuál es tu índice de masa corporal? _____

¿Cuántos Pasos midió tu podómetro HOY? _____

¿Cuántas calorías marco tu podómetro HOY? _____

¿Qué bebidas Tomaste HOY? _____

Escribe todo lo que tomaste hoy sin olvidar nada.

¿Cuántas Comidas Hiciste HOY? _____

Que alimentos ingieres entre comidas: _____

Escribe todo lo que comiste hoy incluyendo (caramelos, galletas, chocolates, chicles que ingeriste entre las comidas):

_____

_____

¿Qué cantidad de calorías consumes todos los días?: _____

_____

Comentario: _____

## DÍA 2

**Tu si puedes**

Fecha de HOY _____

¿Cuántos Pasos midió tu podómetro HOY? _____

¿Cuántas calorías marco tu podómetro HOY? _____

¿Qué bebidas tomaste HOY? _____

¿Cuántas Comidas Hiciste HOY? _____

¿Qué alimentos ingeriste entre las comidas? _____

¿Aproximadamente cuántas calorías consumes por día?

_____

Comentario: _____

## DÍA 3

**Cada día me va mejor, porque Dios está conmigo siempre!!!**

Fecha de HOY _____

¿Cuántos Pasos midió tu podómetro HOY? _____

¿Cuántas calorías marco tu podómetro HOY? _____

¿Qué bebidas tomaste HOY? _____

¿Cuántas Comidas Hiciste HOY? _____

¿Qué alimentos ingeriste entre las comidas? _____

¿Aproximadamente cuántas calorías consumes por día?

_____

Comentario: _____

## DÍA 4

**Nada es imposible!!!**

Fecha de HOY _____

¿Cuántos Pasos midió tu podómetro HOY? _____

¿Cuántas calorías marco tu podómetro HOY? _____

¿Qué bebidas tomaste HOY? _____

¿Cuántas Comidas Hiciste HOY? _____

¿Qué alimentos ingeriste entre las comidas? _____

¿Aproximadamente cuántas calorías consumes por día?

_____

Comentario: _____

## DÍA 5

### Solo hazlo!!!

Fecha de HOY _____

¿Cuántos Pasos midió tu podómetro HOY? _____

¿Cuántas calorías marco tu podómetro HOY? _____

¿Qué bebidas tomaste HOY? _____

¿Cuántas Comidas Hiciste HOY? _____

¿Qué alimentos ingeriste entre las comidas? _____

¿Aproximadamente cuántas calorías consumes por día?

_____

Comentario: _____

---

## DÍA 6

---

**Tu si puedes!!!!**

Fecha de HOY _____

¿Cuántos Pasos midió tu podómetro HOY? _____

¿Cuántas calorías marco tu podómetro HOY? _____

¿Qué bebidas tomaste HOY? _____

¿Cuántas Comidas Hiciste HOY? _____

¿Qué alimentos ingeriste entre las comidas? _____

¿Aproximadamente cuántas calorías consumes por día?

_____

Comentario: _____

## DÍA 7

### Créelo y lo lograrás!!!

Fecha de HOY _____

¿Cuántos Pasos midió tu podómetro HOY? _____

¿Cuántas calorías marco tu podómetro HOY? _____

¿Qué bebidas tomaste HOY? _____

¿Cuántas Comidas Hiciste HOY? _____

¿Qué alimentos ingeriste entre las comidas? _____

¿Aproximadamente cuántas calorías consumes por día?

_____

Comentario: _____

## MIS PROPIAS CONCLUSIONES

Con Dios todo es posible

Mi índice de masa corporal es: _____

Mi índice cintura – cadera es: _____

Los pasos de mi vida diaria son (promedio se suma el resultado de los siete días y se divide entre 7 ese es tu promedio de pasos por semana: _____

**Nivel de actividad física según los pasos dados diariamente:**

- Menos de 5,000: Sedentario
- 5,000 – 7,499: Poco activo
- 7,500 – 9,999: Más o menos activo
- 10,000 – 12,000: Activo
- Más de 12,000: Muy activo

¿Cuántas veces comí por día? _____

¿Cuántos alimentos comí entre comidas? _____

¿Qué tipo de bebidas tomo diariamente? _____

¿Cuántas calorías comí por día? _____

¿Cuántas calorías marco mi podómetro (promedio)?

_____

## SEGUNDA SEMANA: METAS DIARIAS

## Con Dios todo es posible

EJEMPLO DE METAS DIARIAS (recuerda que te debes plantear metas que tú puedas cumplir)

META: ¿Cuántos pasos voy a aumentar HOY?

META: ¿Cuántas botellas de agua voy a tomar HOY?

META: Horario de comidas por ejemplo voy a hacer tres comidas principales y dos meriendas HOY:

META: Voy a consumir un total de 2000 calorías diarias HOY

---
DÍA 1
---

---
**Nada es imposible!!!!**
---

META:

META:

META:

META:

Fecha de HOY _____

Peso de HOY (pesarse solo una vez por semana):

_____

¿Cuánto mide tu cintura? _____

¿Cuánto mide tu cadera? _____

(solo una vez por semana)

¿Cuál es tu índice de masa corporal? _____

¿Cuántos Pasos midió tu podómetro HOY? _____

¿Cuántas calorías midió tu podómetro HOY? _____

¿Cuántas Botellas de Agua Tomaste HOY? _____

¿Cuántas Comidas Hiciste HOY? _____

¿Qué alimentos Sustituiste Por Alimentos Saludables?

_____

Comentario: _____

---

## DÍA 2

**Gracias Dios por todo lo que me das...**

META:

META:

META:

META:

Fecha de HOY _____

Peso de HOY (pesarse solo una vez por semana):

---

¿Cuánto mide tu cintura? _____

¿Cuánto mide tu cadera? _____

(solo una vez por semana)

¿Cuál es tu índice de masa corporal? _____

¿Cuántos Pasos midió tu podómetro HOY? _____

¿Cuántas calorías midió tu podómetro HOY? _____

¿Cuántas Botellas de Agua Tomaste HOY? _____

¿Cuántas Comidas Hiciste HOY? _____

¿Qué alimentos Sustituiste Por Alimentos Saludables?

---

Comentario: _____

---

## DÍA 3

---

**GRACIAS DIOS.**
**Porque más que pedir,**
**tengo que AGRADECERTE**

META:

META:

META:

META:

Fecha de HOY _____

Peso de HOY (pesarse solo una vez por semana):

---

¿Cuánto mide tu cintura? _____

¿Cuánto mide tu cadera? _____

(solo una vez por semana)

¿Cuál es tu índice de masa corporal? _____

¿Cuántos Pasos midió tu podómetro HOY? _____

¿Cuántas calorías midió tu podómetro HOY? _____

¿Cuántas Botellas de Agua Tomaste HOY? _____

¿Cuántas Comidas Hiciste HOY? _____

¿Qué alimentos Sustituiste Por Alimentos Saludables?

---

Comentario: _____

---

## DÍA 4

---

## SÍ, TU PUEDES!!!

META:

META:

META:

META:

Fecha de HOY _____

Peso de HOY (pesarse solo una vez por semana):

_____

¿Cuánto mide tu cintura? _____

¿Cuánto mide tu cadera? _____

(solo una vez por semana)

¿Cuál es tu índice de masa corporal? _____

¿Cuántos Pasos midió tu podómetro HOY? _____

¿Cuántas calorías midió tu podómetro HOY? _____

¿Cuántas Botellas de Agua Tomaste HOY? _____

¿Cuántas Comidas Hiciste HOY? _____

¿Qué alimentos Sustituiste Por Alimentos Saludables?

_____

Comentario: _____

---
## DÍA 5
---

**NUNCA TE RINDAS!!!!**

META:

META:

META:

META:

Fecha de HOY _____

Peso de HOY (pesarse solo una vez por semana):

_____

¿Cuánto mide tu cintura? _____

¿Cuánto mide tu cadera? _____

(solo una vez por semana)

¿Cuál es tu índice de masa corporal? _____

¿Cuántos Pasos midió tu podómetro HOY? _____

¿Cuántas calorías midió tu podómetro HOY? _____

¿Cuántas Botellas de Agua Tomaste HOY? _____

¿Cuántas Comidas Hiciste HOY? _____

¿Qué alimentos Sustituiste Por Alimentos Saludables?

_____

Comentario: _____

## DÍA 6

## NO TE PREOCUPES, SE FELIZ

META:

META:

META:

META:

Fecha de HOY _____

Peso de HOY (pesarse solo una vez por semana):

_____

¿Cuánto mide tu cintura? _____

¿Cuánto mide tu cadera? _____

(solo una vez por semana)

¿Cuál es tu índice de masa corporal? _____

¿Cuántos Pasos midió tu podómetro HOY? _____

¿Cuántas calorías midió tu podómetro HOY? _____

¿Cuántas Botellas de Agua Tomaste HOY? _____

¿Cuántas Comidas Hiciste HOY? _____

¿Qué alimentos Sustituiste Por Alimentos Saludables?

_____

Comentario: _____

---

## DÍA 7

---

**EL TIEMPO DE DIOS
ES PERFECTO!!!**

---

META:

META:

META:

META:

Fecha de HOY _____

Peso de HOY (pesarse solo una vez por semana):

_____

¿Cuánto mide tu cintura? _____

¿Cuánto mide tu cadera? _____

(solo una vez por semana)

¿Cuál es tu índice de masa corporal? _____

¿Cuántos Pasos midió tu podómetro HOY? _____

¿Cuántas calorías midió tu podómetro HOY? _____

¿Cuántas Botellas de Agua Tomaste HOY? _____

¿Cuántas Comidas Hiciste HOY? _____

¿Qué alimentos Sustituiste Por Alimentos Saludables?

_____

Comentario: _____

## CONCLUSIONES DE MI SEGUNDA SEMANA DE RETO

### La actitud lo es todo!!!

Mi peso al final de la semana es: _____

Mi índice de masa corporal es: _____

Mi índice cintura – cadera es: _____

Mi promedio de pasos de esta semana es: _____

¿Cuántas calorías queme por día y mi promedio es?

_____

¿Respeté mi horario de comidas? _____

¿Cuántas calorías comí por día? _____

¿Cumplí con las metas que me plantee día por día,
que cosas debo reforzar para lleva a cabo mis metas?

_____

¿Me impuse metas reales diariamente? _____

¿Cómo me siento conmigo mismo?

_____

_____

_____

_____

# FUENTES

La Nueva Biblia Latinoamérica Edición Pastoral.

http://www.urabaenlinea.com/sexo-y-salud-50/14853-el-díametroabdominal-una-medida-de-riesgo-para-la-salud-de-los-hombres.html

Cambia tu manera de pensar y cambiará tu manera de vivir: elcafecitodepaulinas.blogspot.com/.../cambia-tu-manera-de-pensar-para-que.html

La importancia del agua: http://saratano.comunidadcoomeva.com/blog/index.php?/archives/5

http://www.20minutos.es/noticia/385610/0/hambre/obesidad/fao/

Conductas de éxito: http://conductasexito.blogspot.com/

http://mejorestilodevida.net/Calculadores/Coeficiente-Cintura-Cadera.htm

http://www.temasespirituales.com/2011/01/pasos-para-aumentar-la-fe/

http://suite101.net/article/la-importancia-del-ejercicio-en--la-salud-a12989

http://saludreproductiva.about.com/b/2012/05/23/calcula tu indice cintura cadera

Importancia de caminar: http://www.mayoclinic.com/health/walking/HQ01612